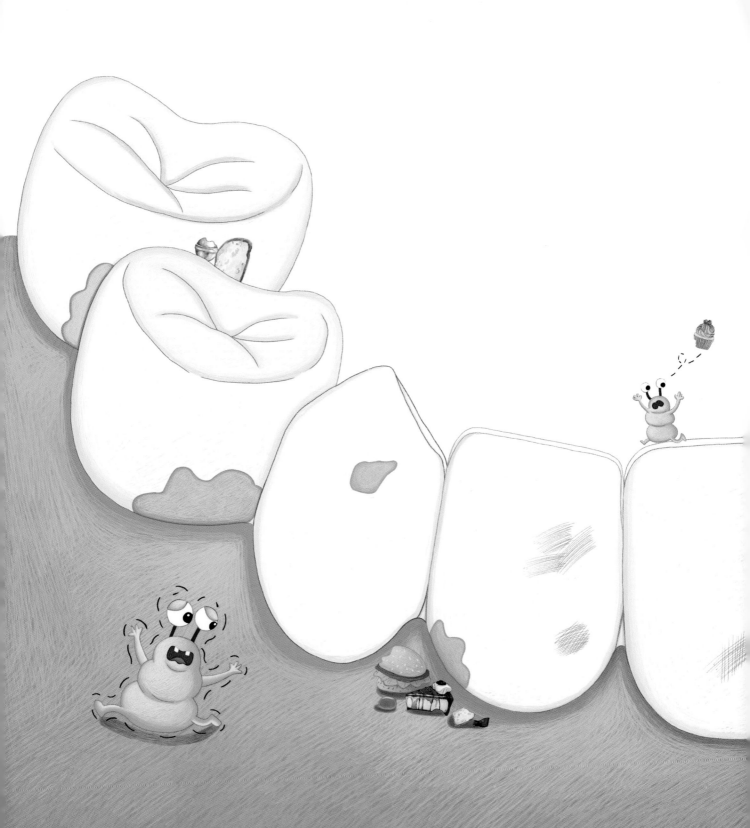

小牙刷
爱跳圆圈舞

台保军 蒋楚剑 / 主编　陈 曦 / 著　一超惊人文化 / 绘

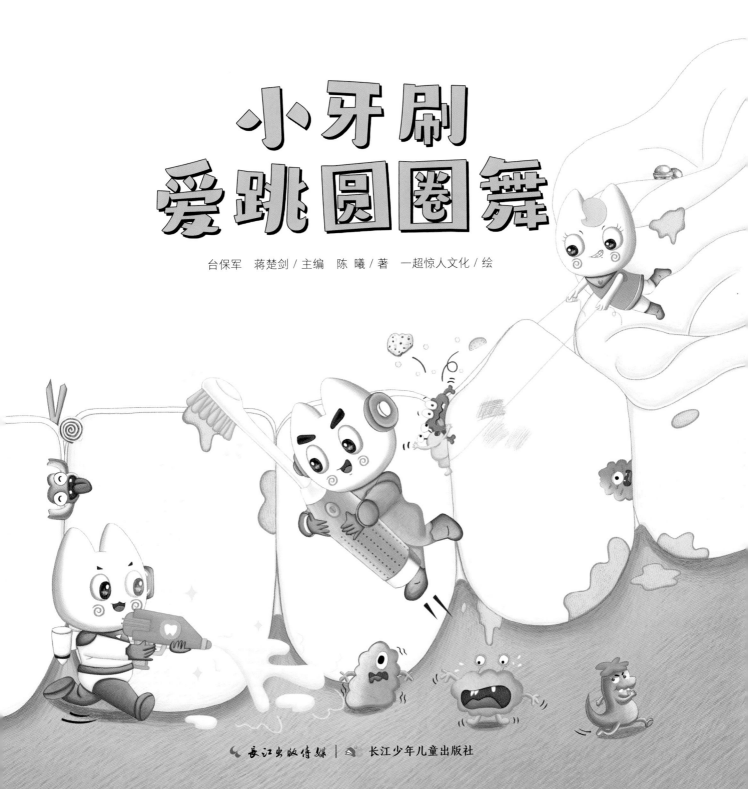

长江出版传媒　长江少年儿童出版社

图书在版编目（CIP）数据

小牙刷爱跳圆圈舞 / 台保军，蒋楚剑主编；陈曦著.
— 武汉：长江少年儿童出版社，2022.6
　（牙牙精灵健康科普绘本）
　ISBN 978-7-5721-2485-3

　Ⅰ．①小… Ⅱ．①台…②蒋…③陈… Ⅲ．①口腔—
保健—儿童读物 Ⅳ．①R780.1-49

中国版本图书馆CIP数据核字(2022)第051569号

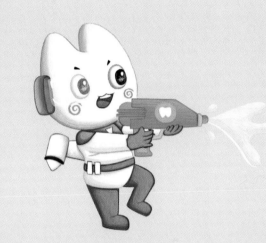

XIAO YASHUA AI TIAO YUANQUAN WU
小牙刷爱跳圆圈舞

出品人：何龙　**总策划**：何少华　傅篦　**执行策划**：罗曼

责任编辑：罗曼　**责任校对**：邓晓素

装帧设计：一超惊人文化

出版发行：长江少年儿童出版社　**业务电话**：027-87679199

督印：邱刚　**印刷**：湖北恒泰印务有限公司

经销：新华书店湖北发行所　**版次**：2022年6月第1版　**印次**：2022年6月第1次印刷

书号：978-7-5721-2485-3

开本：787毫米×1260毫米　1 / 20　**印张**：2　**定价**：35.00元

院 士 寄 语

　　口腔健康是全身健康的重要组成部分，口腔疾病会直接或间接地影响儿童的身心健康。党和政府十分重视儿童的健康，国务院发布的《中国儿童发展纲要（2021—2030 年）》特别强调了"儿童与健康"。《牙牙精灵健康科普绘本》的出版恰逢其时。

　　由武汉大学台保军教授带领的科普专家团队，在口腔健康科普领域辛勤耕耘多年，硕果累累，《牙牙精灵战队》动画片就是其重要成果之一。这套历时 3 年，以动画片内容为基础，精心创作、反复打磨的儿童口腔健康科普绘本，是为中国儿童量身打造的全方位护牙攻略。它以生动有趣的儿童语言，活泼可爱的漫画形象，让家长和孩子在趣味阅读中共同学习儿童口腔保健知识，自觉维护口腔健康。"上医治未病"，这正是作者团队身为一线口腔医生的理想与追求。

張志願

中国工程院院士

遇到口腔问题，请呼叫牙牙精灵战队

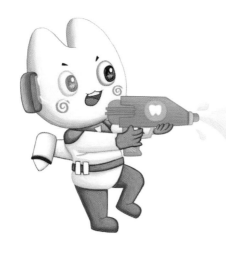

牙牙队长

牙牙精灵战队队长，帅气机智，无论遇到什么口腔问题，他总能带领战队队员成功化解。高压水枪是他的战斗法宝，具有多种模式和功能，既能发射强力波，又能发射激光。

壮牙牙

牙牙精灵战队成员，热爱运动，身强体壮，与细菌作战毫不畏惧，但偶尔有些冒失。他车技一流，能驾驶多种车辆；身怀"强力回旋踢"等独门绝技。

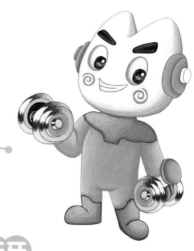

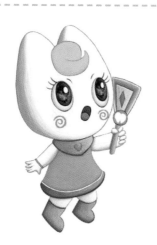

美牙牙

牙牙精灵战队成员，聪明可爱，有一点臭美。美牙棒是她的秘密武器，美牙棒既能散发具有安抚作用的柔光，又能散发具有破坏力的强冷光。

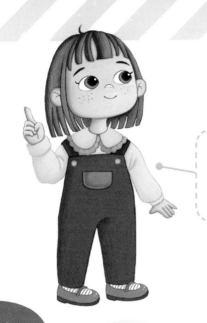

妞妞

5岁小女孩，每天都认真刷牙，却还是出现了口腔问题。

细菌家族

以食物残渣为食，快乐地生活在牙齿没刷干净的小朋友的口腔里。他们经常调皮捣蛋，制造酸水等腐蚀性物质，破坏小朋友的牙齿。

不爱刷牙的小朋友要注意哟！

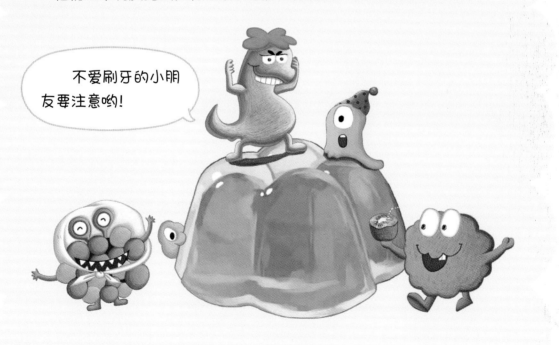

妞妞5岁啦！每天早晨，她都会用心爱的小兔子牙刷刷牙。可今天刷着刷着，妞妞突然发出了"啊"的惊叫声。

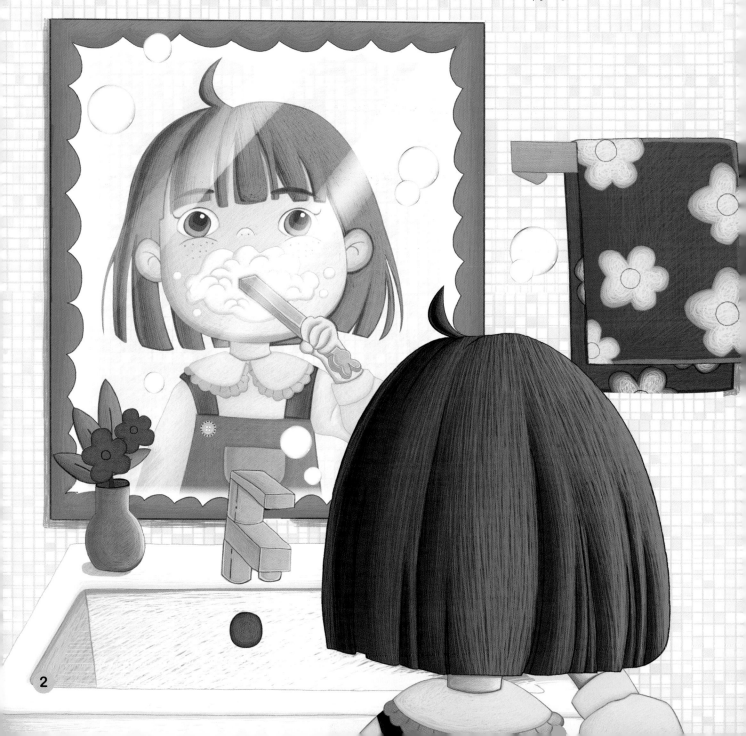

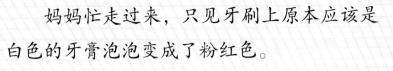

妈妈忙走过来，只见牙刷上原本应该是
白色的牙膏泡泡变成了粉红色。

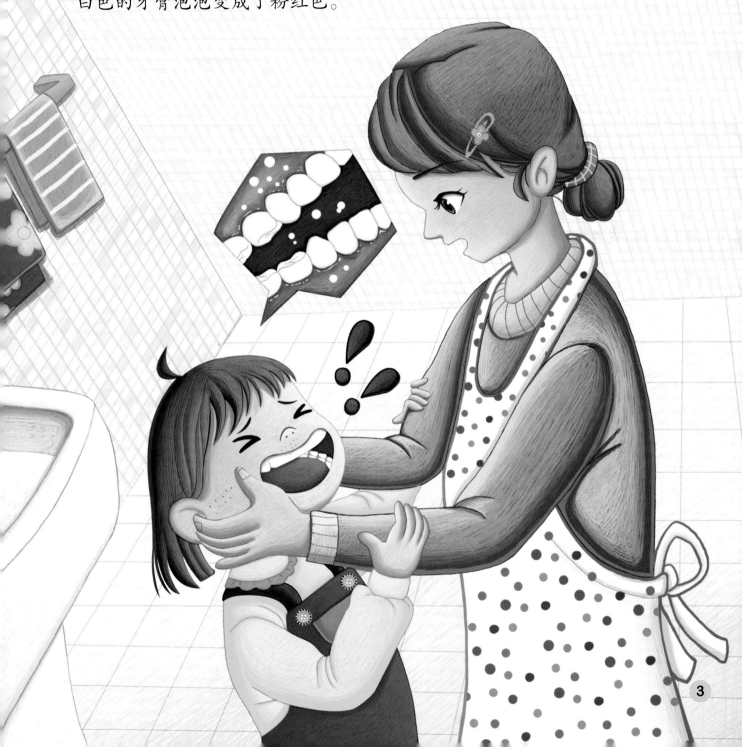

3

奇怪！妞妞天天刷牙，怎么口腔还是有问题呢？

妈妈左看看，右看看。

妞妞突然灵机一动，说："我们呼叫牙牙精灵吧！"

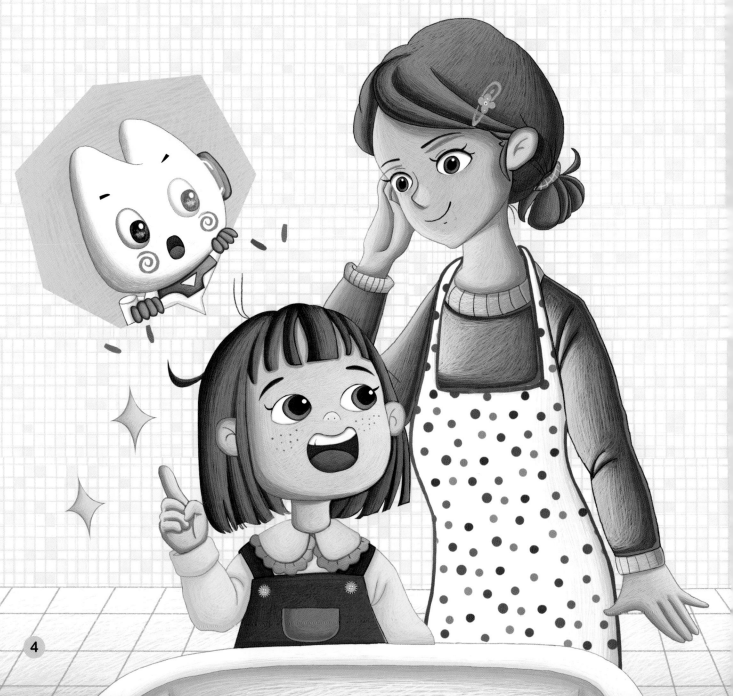

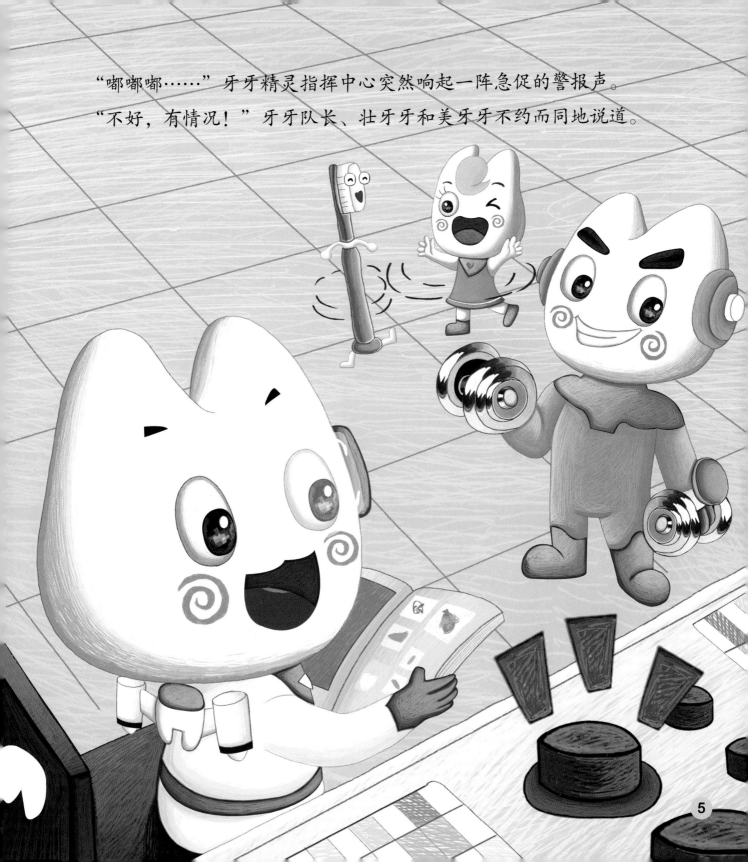

"嘟嘟嘟……"牙牙精灵指挥中心突然响起一阵急促的警报声。

"不好，有情况！"牙牙队长、壮牙牙和美牙牙不约而同地说道。

5

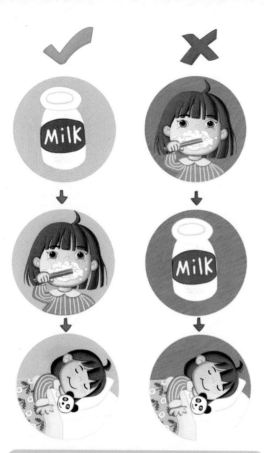

"有时刷了牙，又去喝牛奶、吃糖果，之后直接睡觉！"

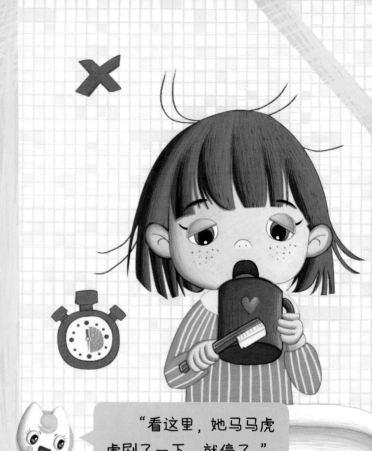

"看这里，她马马虎虎刷了一下，就停了。"

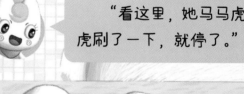

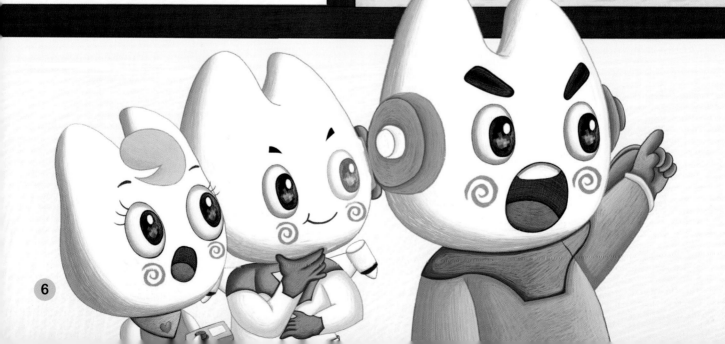

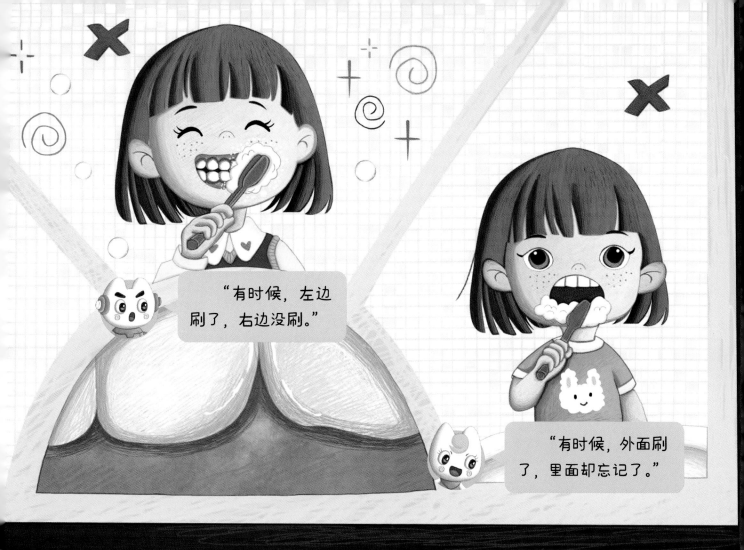

　　牙牙队长调取了妞妞最近一个月的刷牙记录。

　　大家发现，妞妞虽然每天刷牙，但她才5岁，手部动作灵活度不够，很难将每个牙面刷干净，脏东西长期在牙面、牙龈堆积，导致牙龈出血。

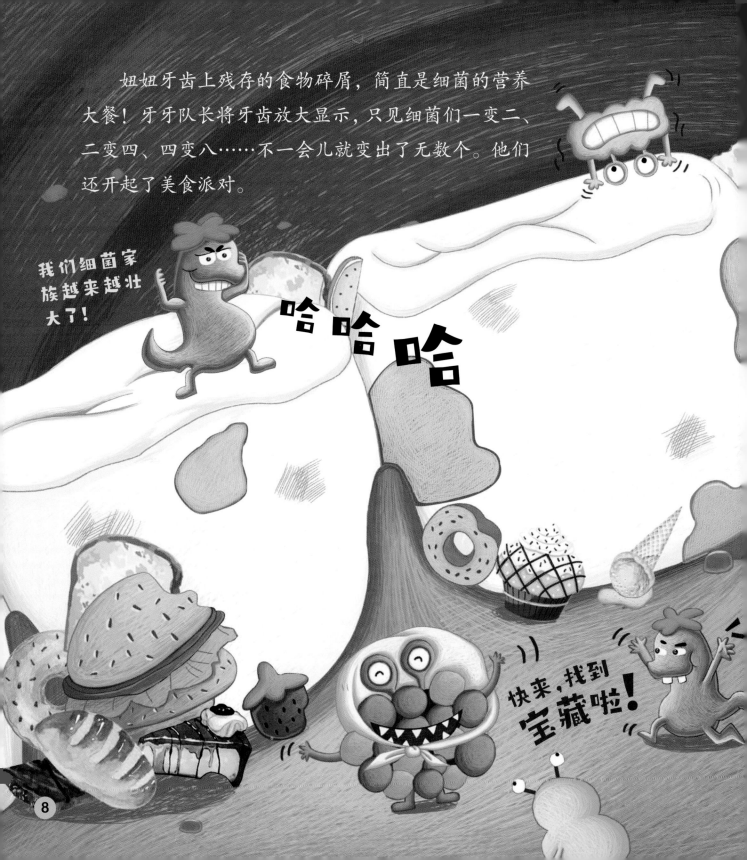

妞妞牙齿上残存的食物碎屑，简直是细菌的营养大餐！牙牙队长将牙齿放大显示，只见细菌们一变二、二变四、四变八……不一会儿就变出了无数个。他们还开起了美食派对。

我们细菌家族越来越壮大了！

哈哈哈

快来，找到宝藏啦！

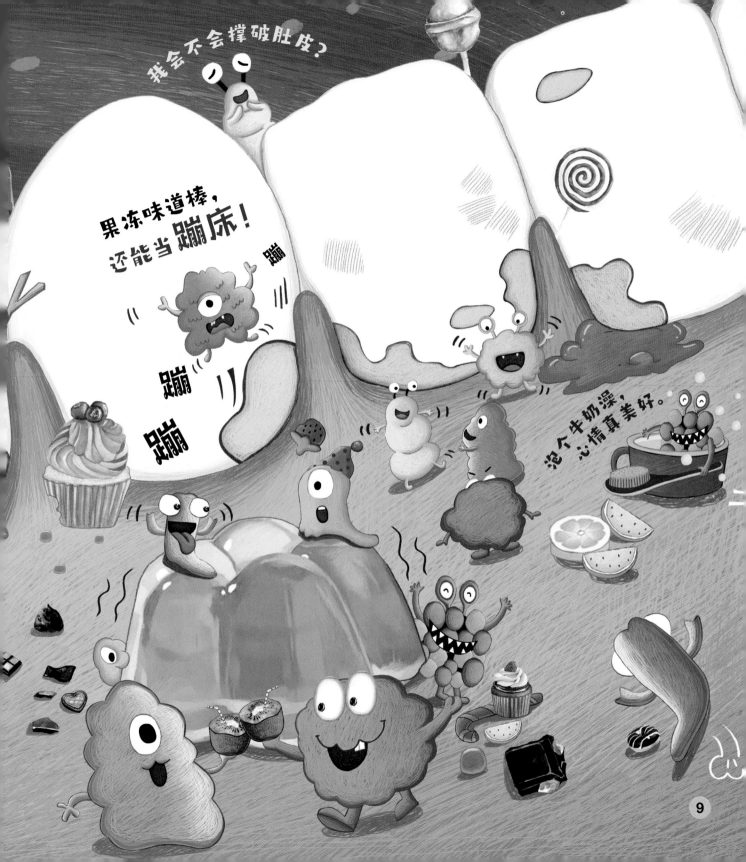

这些细菌吃饱喝足后，精神百倍。他们四处捣乱，有的在牙齿上画画，有的挖洞……最可气的是，他们生产的酸酸的便便，不仅损害牙齿，还会让牙龈变得红肿。

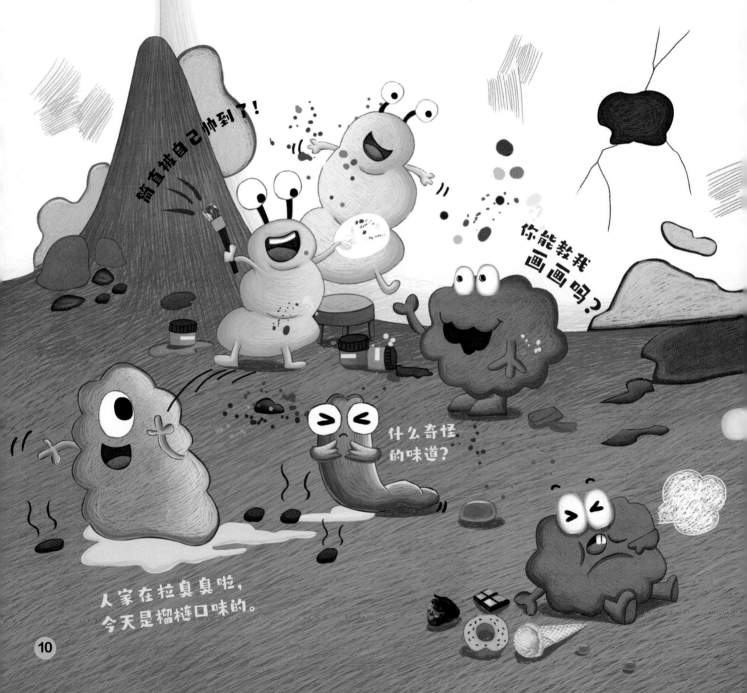

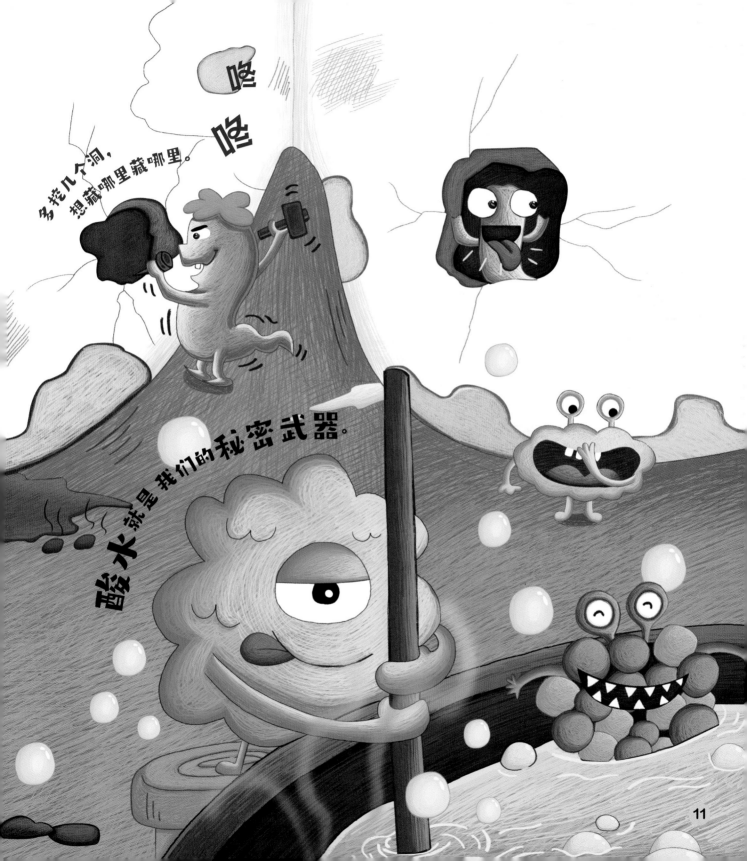

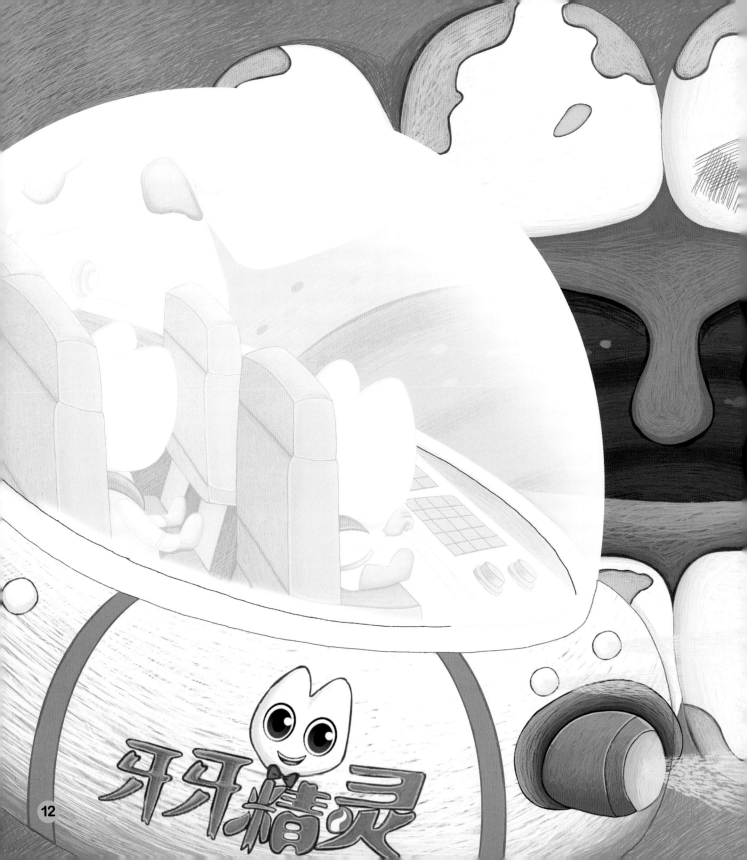

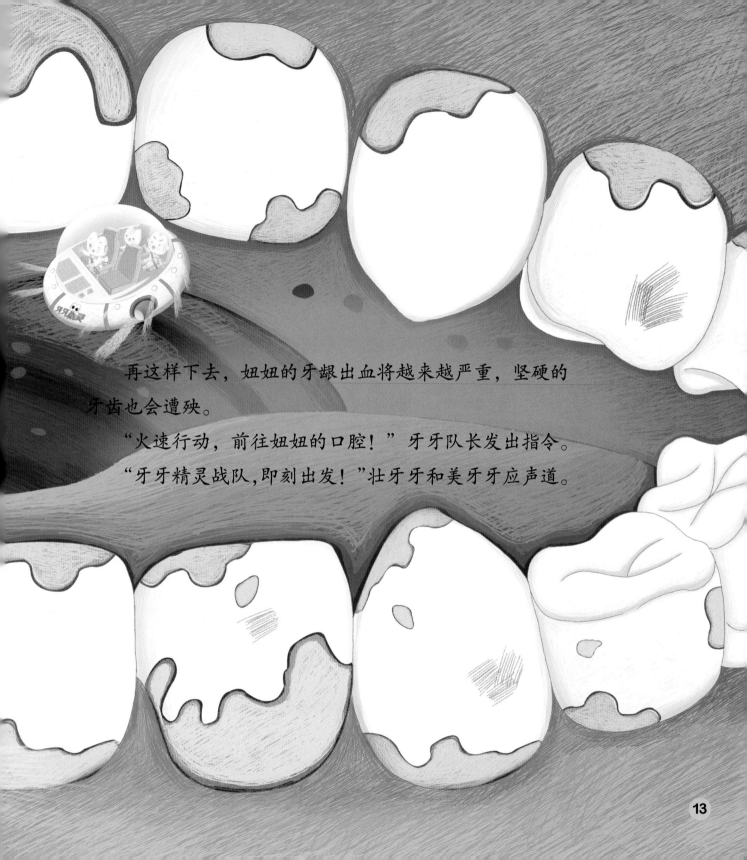

再这样下去，妞妞的牙龈出血将越来越严重，坚硬的牙齿也会遭殃。

"火速行动，前往妞妞的口腔！"牙牙队长发出指令。

"牙牙精灵战队，即刻出发！"壮牙牙和美牙牙应声道。

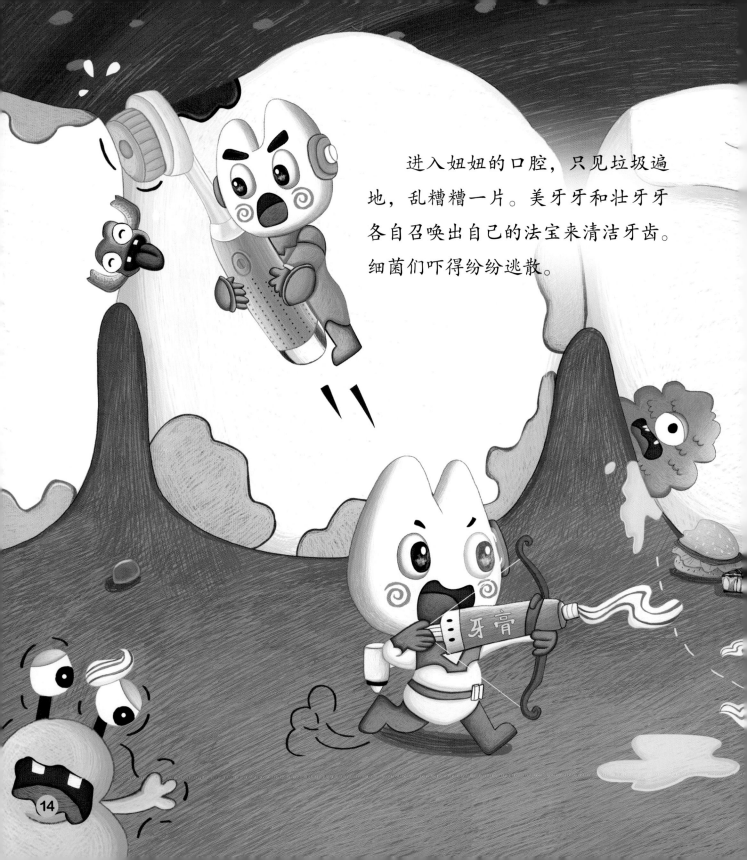

进入妞妞的口腔，只见垃圾遍地，乱糟糟一片。美牙牙和壮牙牙各自召唤出自己的法宝来清洁牙齿。细菌们吓得纷纷逃散。

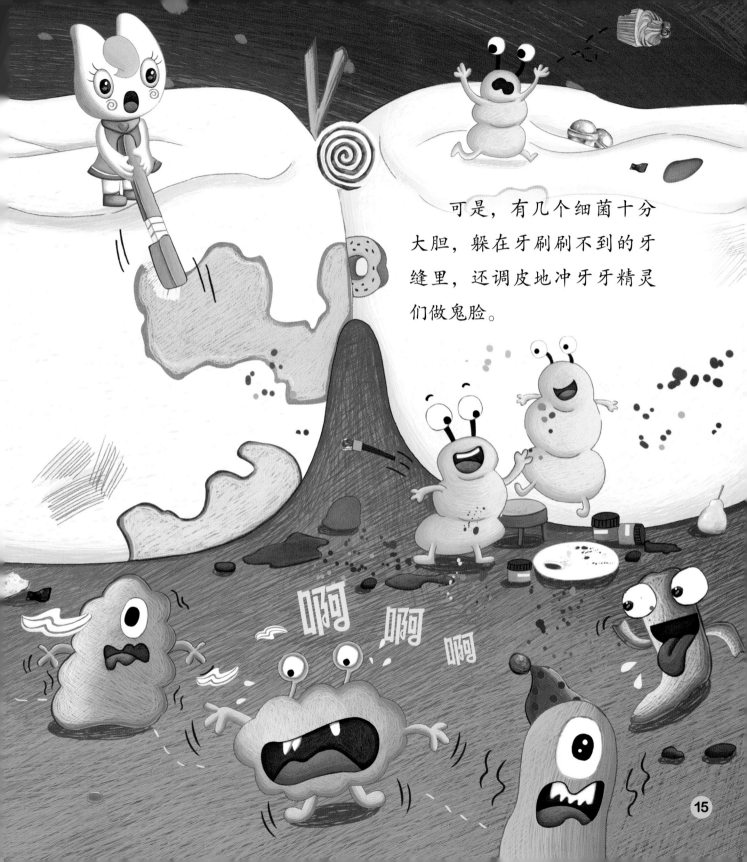

可是，有几个细菌十分大胆，躲在牙刷刷不到的牙缝里，还调皮地冲牙牙精灵们做鬼脸。

啊 啊 啊

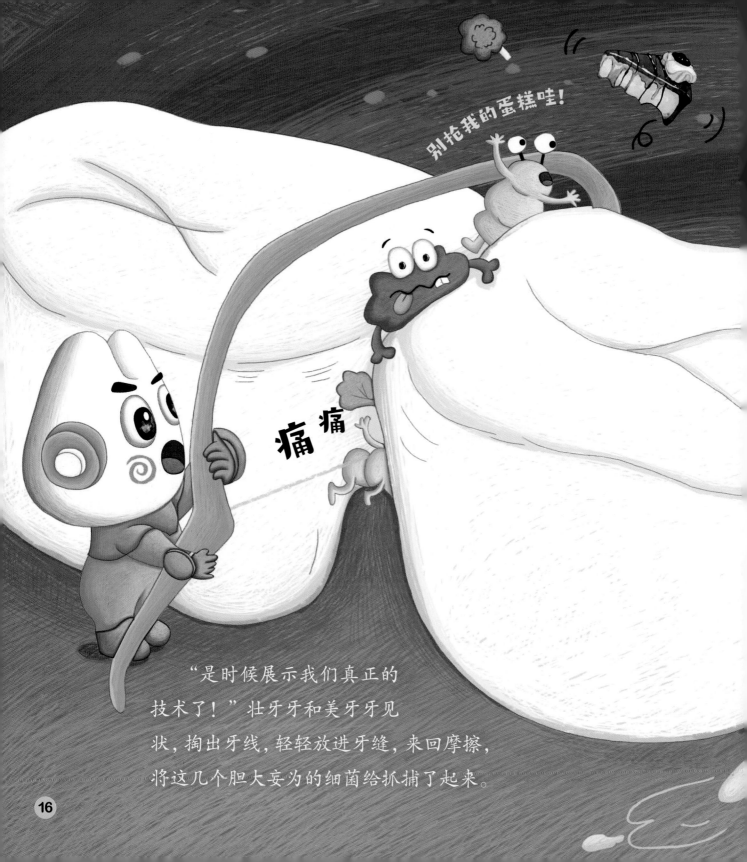

"是时候展示我们真正的
技术了！"壮牙牙和美牙牙见
状，掏出牙线，轻轻放进牙缝，来回摩擦，
将这几个胆大妄为的细菌给抓捕了起来。

随后，牙牙队长发射强力波，给牙齿里里外外洗了个澡。

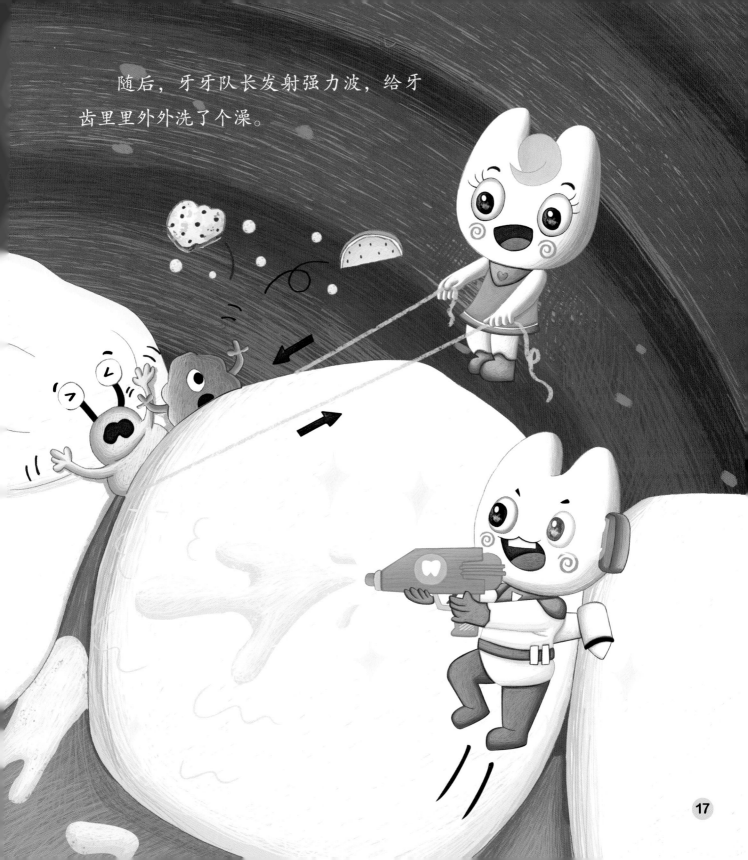

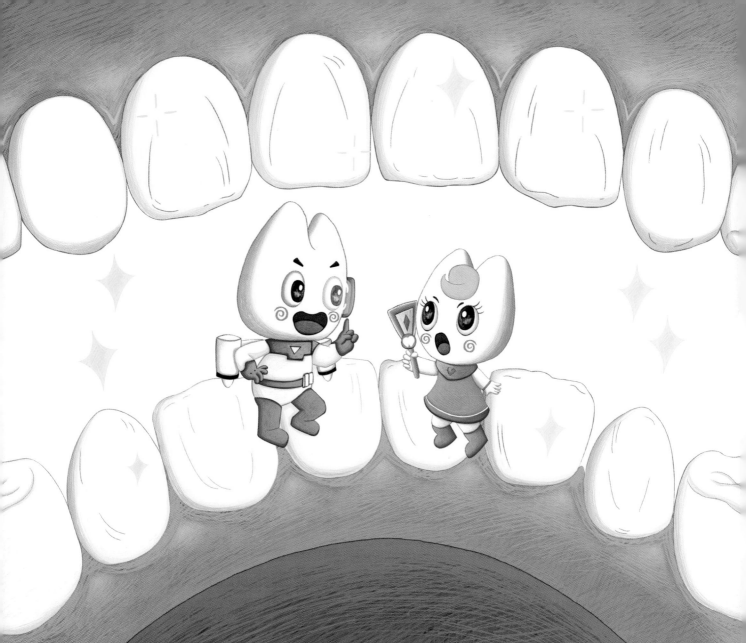

看着闪闪发亮的牙齿，牙牙精灵们心里美极了。

可美牙牙还有一些担心："我们不能每天帮妞妞清理，这可怎么办呢？"

牙牙队长笑着说："只要教会妞妞的妈妈就可以了嘛！"

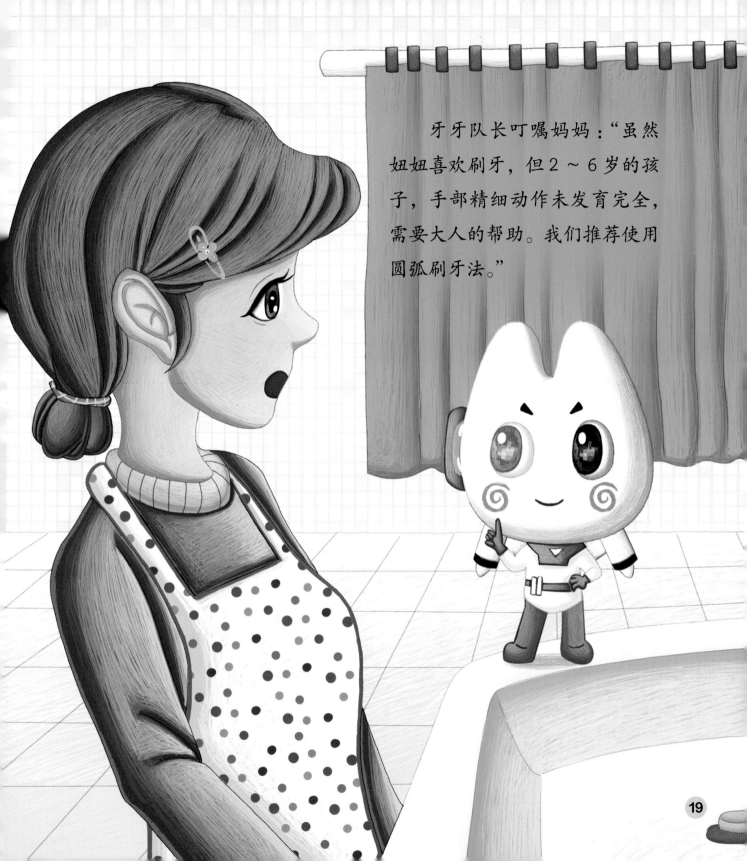

牙牙队长叮嘱妈妈："虽然妞妞喜欢刷牙，但2～6岁的孩子，手部精细动作未发育完全，需要大人的帮助。我们推荐使用圆弧刷牙法。"

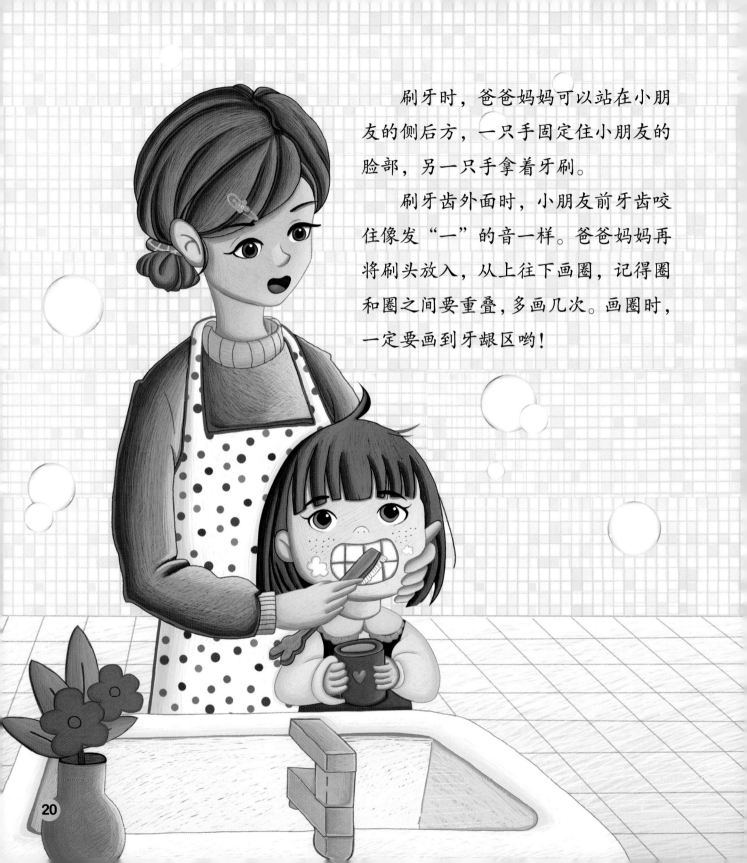

刷牙时，爸爸妈妈可以站在小朋友的侧后方，一只手固定住小朋友的脸部，另一只手拿着牙刷。

刷牙齿外面时，小朋友前牙齿咬住像发"一"的音一样。爸爸妈妈再将刷头放入，从上往下画圈，记得圈和圈之间要重叠，多画几次。画圈时，一定要画到牙龈区哟！

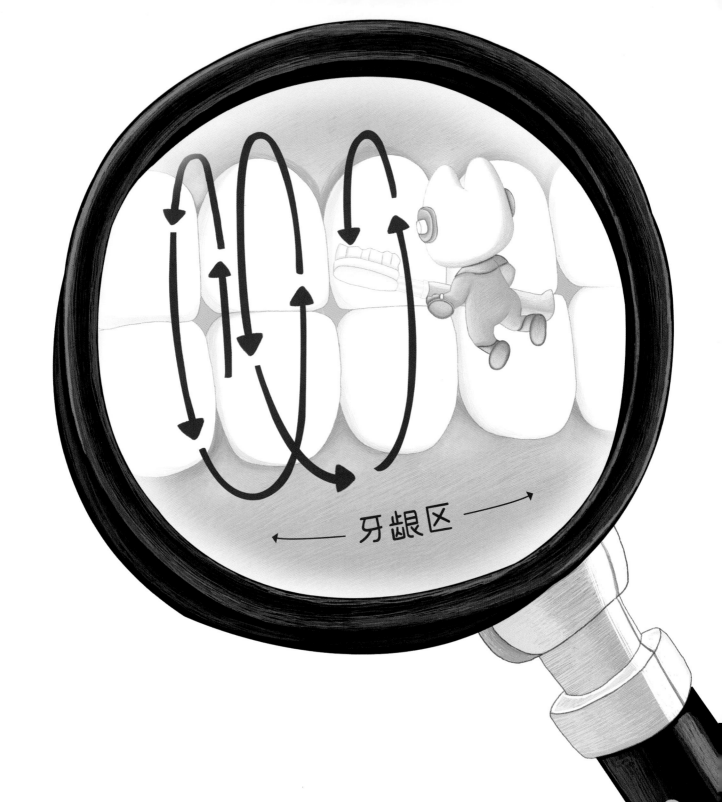

牙龈区

磨牙

俗称后牙、大牙。

刷磨牙内侧面时，将牙刷横放，来回快速震颤向前，就好像在短距离"进——出——进——出"。

刷尖牙和切牙内侧面的时候，将牙刷竖起，快速上下来回提拉，从一侧刷到另一侧。

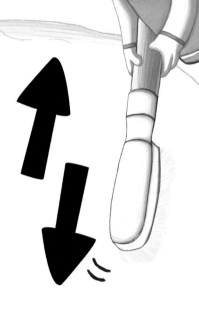

尖牙和切牙
合起来也被称为前牙。

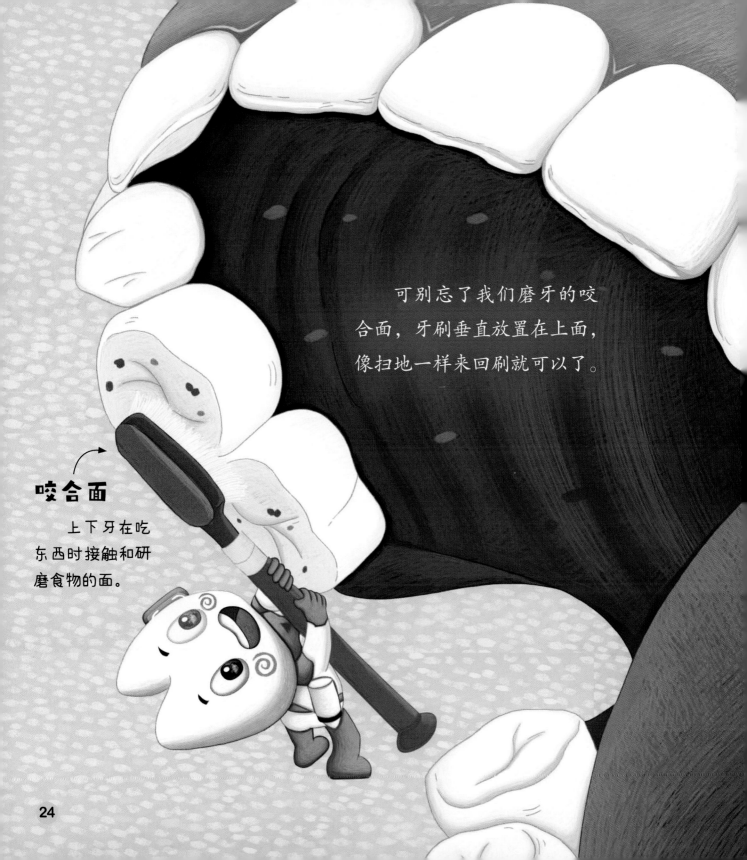

可别忘了我们磨牙的咬合面，牙刷垂直放置在上面，像扫地一样来回刷就可以了。

咬合面

上下牙在吃东西时接触和研磨食物的面。

牙刷刷不进去的地方，比如牙缝，容易嵌塞食物残渣。除了刷牙，爸爸妈妈还应每天用牙线帮助小朋友清理牙缝。

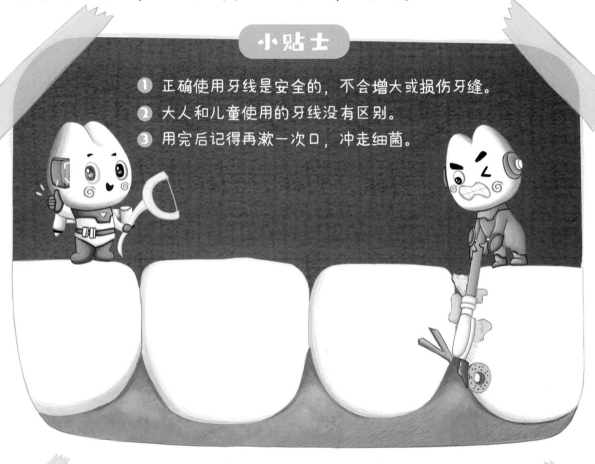

小贴士

1 正确使用牙线是安全的，不会增大或损伤牙缝。

2 大人和儿童使用的牙线没有区别。

3 用完后记得再漱一次口，冲走细菌。

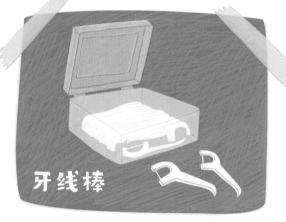

牙线棒

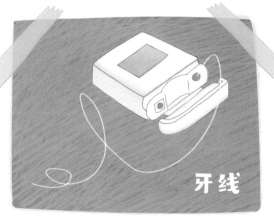

牙线

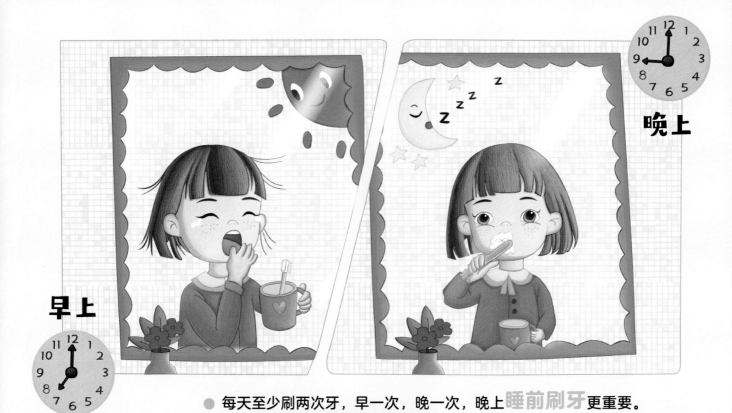

早上

晚上

● 每天至少刷两次牙，早一次，晚一次，晚上**睡前刷牙**更重要。

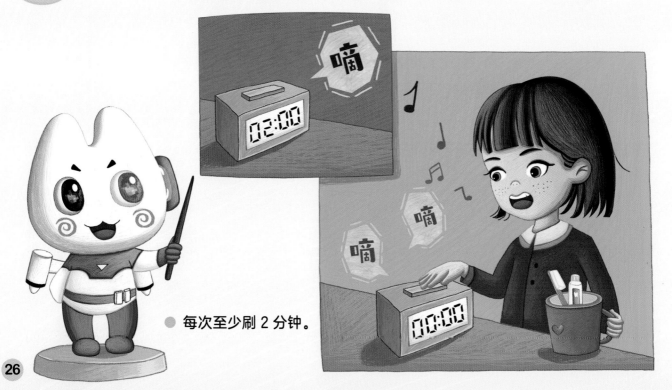

● 每次至少刷 2 分钟。

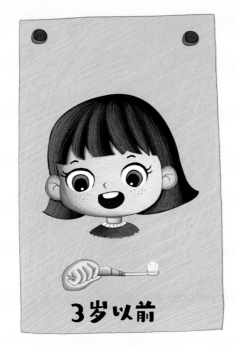

3岁以前

使用**米粒**大小的含氟牙膏。

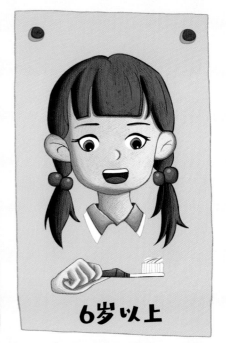

3~6岁

使用**豌豆粒**大小的含氟牙膏。

6岁以上

使用牙膏刷牙，**成人用量**即可。

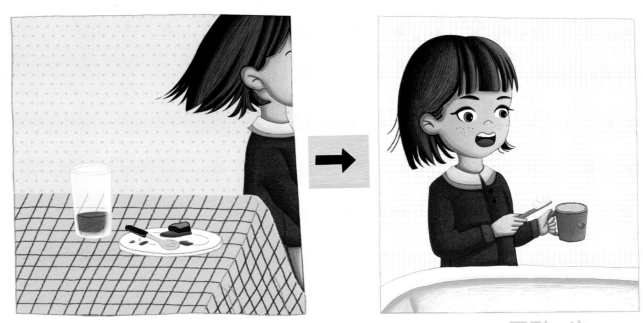

● 晚上刷牙后不能再吃东西。如果饿了，忍不住吃东西了，怎么办？那就**再刷一次**呗！

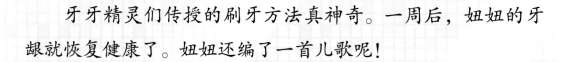

牙牙精灵们传授的刷牙方法真神奇。一周后，妞妞的牙龈就恢复健康了。妞妞还编了一首儿歌呢！

小小牙刷手中拿，
里里外外仔细刷，
一圈一圈又一圈，
刷出我的小白牙。

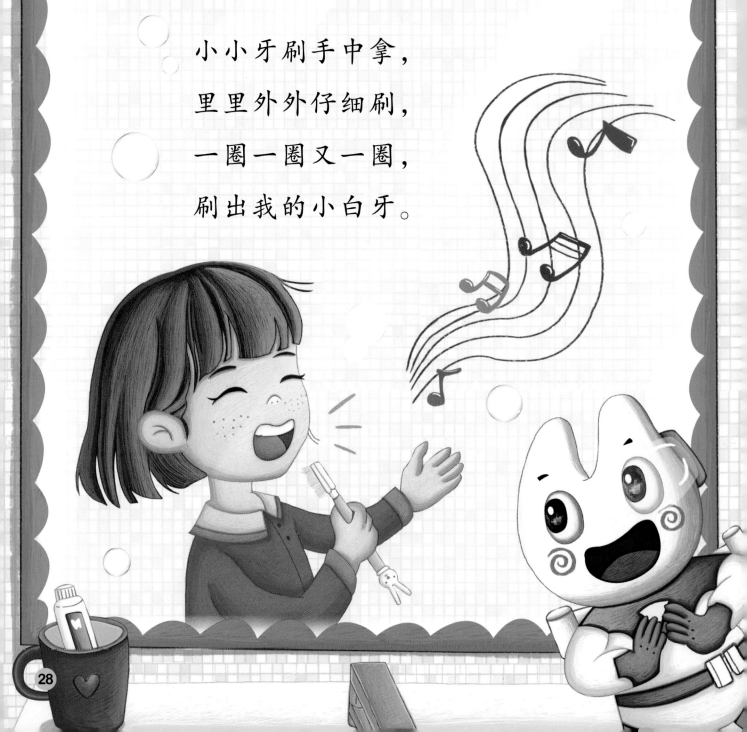

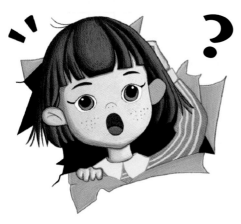

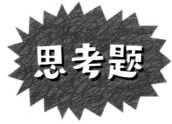

思考题

1. 妞妞为什么会牙龈出血呢?

　Ⓐ 爱哭　　　Ⓑ 牙没刷干净　　　Ⓒ 吃得太多　　　Ⓓ 不爱运动

2. 儿童每天应当至少刷几次牙呢?

　Ⓐ 1 次　　　Ⓑ 2 次　　　Ⓒ 10 次　　　Ⓓ 100 次

3. 2～6 岁的儿童每次刷牙应当持续多久呢?

　Ⓐ 1 分钟　　　Ⓑ 2 分钟　　　Ⓒ 半小时　　　Ⓓ 一小时

4. 请爸爸妈妈回答,为什么推荐 2～6 岁的儿童
　由家长帮助刷牙?

　Ⓐ 小朋友的手部精细动作未发育完全

　Ⓑ 小朋友就是喜欢爸爸妈妈帮忙刷

　Ⓒ 细菌害怕大人,不害怕小朋友

　Ⓓ 小朋友刷着刷着就去玩水了

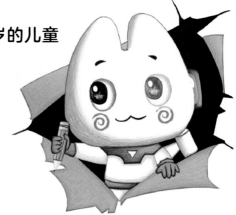

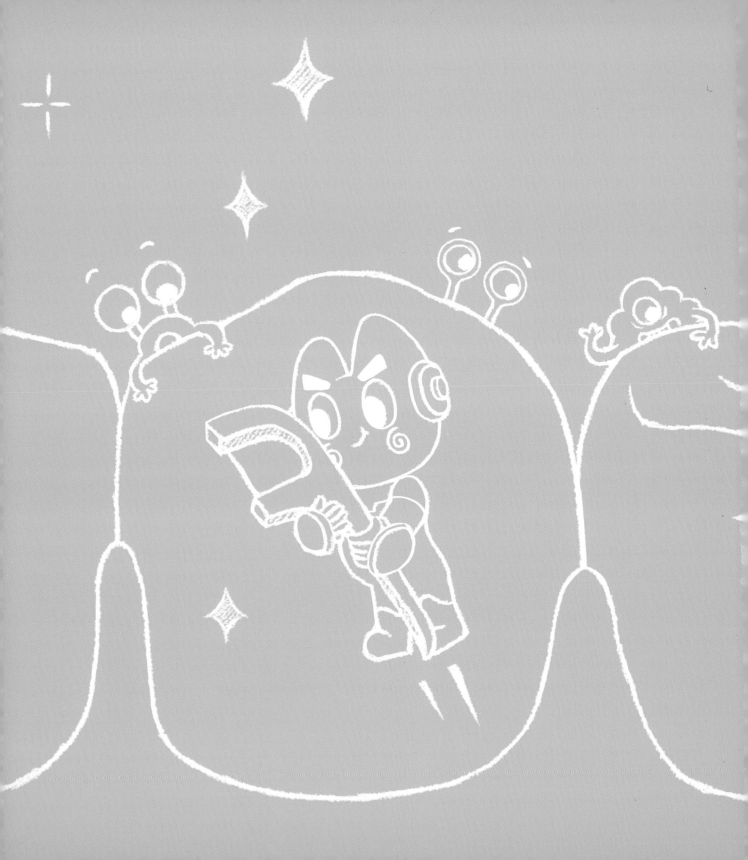